DIESES BUCH GEHÖRT:

NAME:
....

ADRESSE:
....

....

TEL.:
....

EMAIL:
....

HUSTLE FOR THAT MUSCLE.

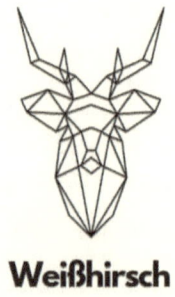

Weißhirsch

DATUM

MO DI MI DO FR SA SO

NOTIZEN

ÜBUNG		1	2	3	4	5
	KG					
	X					
	KG					
	X					
	KG					
	X					
	KG					
	X					
	KG					
	X					
	KG					
	X					
	KG					
	X					
	KG					
	X					
	KG					
	X					

DATUM

MO	DI	MI	DO	FR	SA	SO

NOTIZEN

ÜBUNG		1	2	3	4	5
	KG					
	X					
	KG					
	X					
	KG					
	X					
	KG					
	X					
	KG					
	X					
	KG					
	X					
	KG					
	X					
	KG					
	X					
	KG					
	X					

DATUM

MO DI MI DO FR SA SO	

NOTIZEN

ÜBUNG		1	2	3	4	5
	KG					
	X					
	KG					
	X					
	KG					
	X					
	KG					
	X					
	KG					
	X					
	KG					
	X					
	KG					
	X					
	KG					
	X					
	KG					
	X					

DATUM

NOTIZEN

MO DI MI DO FR SA SO

ÜBUNG		1	2	3	4	5
	KG					
	X					
	KG					
	X					
	KG					
	X					
	KG					
	X					
	KG					
	X					
	KG					
	X					
	KG					
	X					
	KG					
	X					
	KG					
	X					

DATUM

MO DI MI DO FR SA SO

NOTIZEN

ÜBUNG		1	2	3	4	5
	KG					
	X					
	KG					
	X					
	KG					
	X					
	KG					
	X					
	KG					
	X					
	KG					
	X					
	KG					
	X					
	KG					
	X					
	KG					
	X					

DATUM

NOTIZEN

MO DI MI DO FR SA SO

ÜBUNG		1	2	3	4	5
	KG					
	X					
	KG					
	X					
	KG					
	X					
	KG					
	X					
	KG					
	X					
	KG					
	X					
	KG					
	X					
	KG					
	X					
	KG					
	X					

DATUM

NOTIZEN

MO DI MI DO FR SA SO

ÜBUNG		1	2	3	4	5
	KG					
	X					
	KG					
	X					
	KG					
	X					
	KG					
	X					
	KG					
	X					
	KG					
	X					
	KG					
	X					
	KG					
	X					
	KG					
	X					

DATUM

NOTIZEN

MO DI MI DO FR SA SO

ÜBUNG		1	2	3	4	5
	KG					
	X					
	KG					
	X					
	KG					
	X					
	KG					
	X					
	KG					
	X					
	KG					
	X					
	KG					
	X					
	KG					
	X					
	KG					
	X					

DATUM

NOTIZEN

		MO DI MI DO FR SA SO

ÜBUNG		1	2	3	4	5
	KG					
	X					
	KG					
	X					
	KG					
	X					
	KG					
	X					
	KG					
	X					
	KG					
	X					
	KG					
	X					
	KG					
	X					
	KG					
	X					

DATUM

NOTIZEN

MO DI MI DO FR SA SO

ÜBUNG		1	2	3	4	5
	KG					
	X					
	KG					
	X					
	KG					
	X					
	KG					
	X					
	KG					
	X					
	KG					
	X					
	KG					
	X					
	KG					
	X					
	KG					
	X					

DATUM

NOTIZEN

MO DI MI DO FR SA SO

ÜBUNG		1	2	3	4	5
	KG					
	X					
	KG					
	X					
	KG					
	X					
	KG					
	X					
	KG					
	X					
	KG					
	X					
	KG					
	X					
	KG					
	X					
	KG					
	X					

DATUM

NOTIZEN

MO DI MI DO FR SA SO

ÜBUNG		1	2	3	4	5
	KG					
	X					
	KG					
	X					
	KG					
	X					
	KG					
	X					
	KG					
	X					
	KG					
	X					
	KG					
	X					
	KG					
	X					
	KG					
	X					

DATUM

NOTIZEN

MO DI MI DO FR SA SO

ÜBUNG		1	2	3	4	5
	KG					
	X					
	KG					
	X					
	KG					
	X					
	KG					
	X					
	KG					
	X					
	KG					
	X					
	KG					
	X					
	KG					
	X					
	KG					
	X					

DATUM

MO DI MI DO FR SA SO

NOTIZEN

ÜBUNG		1	2	3	4	5
	KG					
	X					
	KG					
	X					
	KG					
	X					
	KG					
	X					
	KG					
	X					
	KG					
	X					
	KG					
	X					
	KG					
	X					
	KG					
	X					

DATUM

NOTIZEN

MO DI MI DO FR SA SO		

ÜBUNG		1	2	3	4	5
	KG					
	X					
	KG					
	X					
	KG					
	X					
	KG					
	X					
	KG					
	X					
	KG					
	X					
	KG					
	X					
	KG					
	X					
	KG					
	X					

DATUM

NOTIZEN

MO DI MI DO FR SA SO

ÜBUNG		1	2	3	4	5
	KG					
	X					
	KG					
	X					
	KG					
	X					
	KG					
	X					
	KG					
	X					
	KG					
	X					
	KG					
	X					
	KG					
	X					
	KG					
	X					

DATUM

NOTIZEN

MO	DI	MI	DO	FR	SA	SO

ÜBUNG		1	2	3	4	5
	KG					
	X					
	KG					
	X					
	KG					
	X					
	KG					
	X					
	KG					
	X					
	KG					
	X					
	KG					
	X					
	KG					
	X					
	KG					
	X					

DATUM

NOTIZEN

MO DI MI DO FR SA SO

ÜBUNG		1	2	3	4	5
	KG					
	X					
	KG					
	X					
	KG					
	X					
	KG					
	X					
	KG					
	X					
	KG					
	X					
	KG					
	X					
	KG					
	X					
	KG					
	X					

DATUM

NOTIZEN

MO DI MI DO FR SA SO

ÜBUNG		1	2	3	4	5
	KG					
	X					
	KG					
	X					
	KG					
	X					
	KG					
	X					
	KG					
	X					
	KG					
	X					
	KG					
	X					
	KG					
	X					
	KG					
	X					

DATUM

NOTIZEN

MO DI MI DO FR SA SO

ÜBUNG		1	2	3	4	5
	KG					
	X					
	KG					
	X					
	KG					
	X					
	KG					
	X					
	KG					
	X					
	KG					
	X					
	KG					
	X					
	KG					
	X					
	KG					
	X					

DATUM

NOTIZEN

MO DI MI DO FR SA SO

ÜBUNG		1	2	3	4	5
	KG					
	X					
	KG					
	X					
	KG					
	X					
	KG					
	X					
	KG					
	X					
	KG					
	X					
	KG					
	X					
	KG					
	X					
	KG					
	X					

DATUM

NOTIZEN

MO DI MI DO FR SA SO

ÜBUNG		1	2	3	4	5
	KG					
	X					
	KG					
	X					
	KG					
	X					
	KG					
	X					
	KG					
	X					
	KG					
	X					
	KG					
	X					
	KG					
	X					
	KG					
	X					

DATUM

NOTIZEN

MO DI MI DO FR SA SO

ÜBUNG		1	2	3	4	5
	KG					
	X					
	KG					
	X					
	KG					
	X					
	KG					
	X					
	KG					
	X					
	KG					
	X					
	KG					
	X					
	KG					
	X					
	KG					
	X					

DATUM

NOTIZEN

MO DI MI DO FR SA SO	

ÜBUNG		1	2	3	4	5
	KG					
	X					
	KG					
	X					
	KG					
	X					
	KG					
	X					
	KG					
	X					
	KG					
	X					
	KG					
	X					
	KG					
	X					
	KG					
	X					

DATUM

NOTIZEN

MO DI MI DO FR SA SO

ÜBUNG		1	2	3	4	5
	KG					
	X					
	KG					
	X					
	KG					
	X					
	KG					
	X					
	KG					
	X					
	KG					
	X					
	KG					
	X					
	KG					
	X					
	KG					
	X					

DATUM

NOTIZEN

MO DI MI DO FR SA SO

ÜBUNG		1	2	3	4	5
	KG					
	X					
	KG					
	X					
	KG					
	X					
	KG					
	X					
	KG					
	X					
	KG					
	X					
	KG					
	X					
	KG					
	X					
	KG					
	X					

DATUM

MO DI MI DO FR SA SO	

NOTIZEN

ÜBUNG		1	2	3	4	5
	KG					
	X					
	KG					
	X					
	KG					
	X					
	KG					
	X					
	KG					
	X					
	KG					
	X					
	KG					
	X					
	KG					
	X					
	KG					
	X					

DATUM

MO DI MI DO FR SA SO

NOTIZEN

ÜBUNG		1	2	3	4	5
	KG					
	X					
	KG					
	X					
	KG					
	X					
	KG					
	X					
	KG					
	X					
	KG					
	X					
	KG					
	X					
	KG					
	X					
	KG					
	X					

DATUM

NOTIZEN

MO DI MI DO FR SA SO

ÜBUNG		1	2	3	4	5
	KG					
	X					
	KG					
	X					
	KG					
	X					
	KG					
	X					
	KG					
	X					
	KG					
	X					
	KG					
	X					
	KG					
	X					
	KG					
	X					

DATUM

NOTIZEN

MO DI MI DO FR SA SO

ÜBUNG		1	2	3	4	5
	KG					
	X					
	KG					
	X					
	KG					
	X					
	KG					
	X					
	KG					
	X					
	KG					
	X					
	KG					
	X					
	KG					
	X					
	KG					
	X					

DATUM

MO DI MI DO FR SA SO

NOTIZEN

ÜBUNG		1	2	3	4	5
	KG					
	X					
	KG					
	X					
	KG					
	X					
	KG					
	X					
	KG					
	X					
	KG					
	X					
	KG					
	X					
	KG					
	X					
	KG					
	X					

DATUM

NOTIZEN

MO DI MI DO FR SA SO

ÜBUNG		1	2	3	4	5
	KG					
	X					
	KG					
	X					
	KG					
	X					
	KG					
	X					
	KG					
	X					
	KG					
	X					
	KG					
	X					
	KG					
	X					
	KG					
	X					

DATUM

MO DI MI DO FR SA SO	

NOTIZEN

ÜBUNG		1	2	3	4	5
	KG					
	X					
	KG					
	X					
	KG					
	X					
	KG					
	X					
	KG					
	X					
	KG					
	X					
	KG					
	X					
	KG					
	X					
	KG					
	X					

DATUM

NOTIZEN

MO DI MI DO FR SA SO

ÜBUNG		1	2	3	4	5
	KG					
	X					
	KG					
	X					
	KG					
	X					
	KG					
	X					
	KG					
	X					
	KG					
	X					
	KG					
	X					
	KG					
	X					
	KG					
	X					

DATUM

MO DI MI DO FR SA SO

NOTIZEN

ÜBUNG		1	2	3	4	5
	KG					
	X					
	KG					
	X					
	KG					
	X					
	KG					
	X					
	KG					
	X					
	KG					
	X					
	KG					
	X					
	KG					
	X					
	KG					
	X					

DATUM

NOTIZEN

MO DI MI DO FR SA SO

ÜBUNG		1	2	3	4	5
	KG					
	X					
	KG					
	X					
	KG					
	X					
	KG					
	X					
	KG					
	X					
	KG					
	X					
	KG					
	X					
	KG					
	X					
	KG					
	X					

DATUM

NOTIZEN

MO DI MI DO FR SA SO

ÜBUNG		1	2	3	4	5
	KG					
	X					
	KG					
	X					
	KG					
	X					
	KG					
	X					
	KG					
	X					
	KG					
	X					
	KG					
	X					
	KG					
	X					
	KG					
	X					

DATUM

NOTIZEN

MO DI MI DO FR SA SO

ÜBUNG		1	2	3	4	5
	KG					
	X					
	KG					
	X					
	KG					
	X					
	KG					
	X					
	KG					
	X					
	KG					
	X					
	KG					
	X					
	KG					
	X					
	KG					
	X					

DATUM

MO DI MI DO FR SA SO	

NOTIZEN

ÜBUNG		1	2	3	4	5
	KG					
	X					
	KG					
	X					
	KG					
	X					
	KG					
	X					
	KG					
	X					
	KG					
	X					
	KG					
	X					
	KG					
	X					
	KG					
	X					

DATUM

MO DI MI DO FR SA SO	

NOTIZEN

ÜBUNG		1	2	3	4	5
	KG					
	X					
	KG					
	X					
	KG					
	X					
	KG					
	X					
	KG					
	X					
	KG					
	X					
	KG					
	X					
	KG					
	X					
	KG					
	X					

DATUM

MO DI MI DO FR SA SO	

NOTIZEN

ÜBUNG		1	2	3	4	5
	KG					
	X					
	KG					
	X					
	KG					
	X					
	KG					
	X					
	KG					
	X					
	KG					
	X					
	KG					
	X					
	KG					
	X					
	KG					
	X					

DATUM

NOTIZEN

MO DI MI DO FR SA SO

ÜBUNG		1	2	3	4	5
	KG					
	X					
	KG					
	X					
	KG					
	X					
	KG					
	X					
	KG					
	X					
	KG					
	X					
	KG					
	X					
	KG					
	X					
	KG					
	X					

DATUM

NOTIZEN

MO DI MI DO FR SA SO

ÜBUNG		1	2	3	4	5
	KG					
	X					
	KG					
	X					
	KG					
	X					
	KG					
	X					
	KG					
	X					
	KG					
	X					
	KG					
	X					
	KG					
	X					
	KG					
	X					

DATUM

NOTIZEN

MO DI MI DO FR SA SO

ÜBUNG		1	2	3	4	5
	KG					
	X					
	KG					
	X					
	KG					
	X					
	KG					
	X					
	KG					
	X					
	KG					
	X					
	KG					
	X					
	KG					
	X					
	KG					
	X					

DATUM

NOTIZEN

MO DI MI DO FR SA SO	

ÜBUNG		1	2	3	4	5
	KG					
	X					
	KG					
	X					
	KG					
	X					
	KG					
	X					
	KG					
	X					
	KG					
	X					
	KG					
	X					
	KG					
	X					
	KG					
	X					

DATUM

MO DI MI DO FR SA SO	

NOTIZEN

ÜBUNG		1	2	3	4	5
	KG					
	X					
	KG					
	X					
	KG					
	X					
	KG					
	X					
	KG					
	X					
	KG					
	X					
	KG					
	X					
	KG					
	X					
	KG					
	X					

DATUM

MO	DI	MI	DO	FR	SA	SO

NOTIZEN

ÜBUNG		1	2	3	4	5
	KG					
	X					
	KG					
	X					
	KG					
	X					
	KG					
	X					
	KG					
	X					
	KG					
	X					
	KG					
	X					
	KG					
	X					
	KG					
	X					

DATUM

NOTIZEN

MO DI MI DO FR SA SO

ÜBUNG		1	2	3	4	5
	KG					
	X					
	KG					
	X					
	KG					
	X					
	KG					
	X					
	KG					
	X					
	KG					
	X					
	KG					
	X					
	KG					
	X					
	KG					
	X					

DATUM

MO	DI	MI	DO	FR	SA	SO

NOTIZEN

ÜBUNG		1	2	3	4	5
	KG					
	X					
	KG					
	X					
	KG					
	X					
	KG					
	X					
	KG					
	X					
	KG					
	X					
	KG					
	X					
	KG					
	X					
	KG					
	X					

DATUM

MO DI MI DO FR SA SO	

NOTIZEN

ÜBUNG		1	2	3	4	5
	KG					
	X					
	KG					
	X					
	KG					
	X					
	KG					
	X					
	KG					
	X					
	KG					
	X					
	KG					
	X					
	KG					
	X					
	KG					
	X					

DATUM

NOTIZEN

MO DI MI DO FR SA SO

ÜBUNG		1	2	3	4	5
	KG					
	X					
	KG					
	X					
	KG					
	X					
	KG					
	X					
	KG					
	X					
	KG					
	X					
	KG					
	X					
	KG					
	X					
	KG					
	X					

DATUM

MO	DI	MI	DO	FR	SA	SO

NOTIZEN

ÜBUNG		1	2	3	4	5
	KG					
	X					
	KG					
	X					
	KG					
	X					
	KG					
	X					
	KG					
	X					
	KG					
	X					
	KG					
	X					
	KG					
	X					
	KG					
	X					

DATUM

NOTIZEN

MO DI MI DO FR SA SO

ÜBUNG		1	2	3	4	5
	KG					
	X					
	KG					
	X					
	KG					
	X					
	KG					
	X					
	KG					
	X					
	KG					
	X					
	KG					
	X					
	KG					
	X					
	KG					
	X					

DATUM

NOTIZEN

MO DI MI DO FR SA SO

ÜBUNG		1	2	3	4	5
	KG					
	X					
	KG					
	X					
	KG					
	X					
	KG					
	X					
	KG					
	X					
	KG					
	X					
	KG					
	X					
	KG					
	X					
	KG					
	X					

DATUM

NOTIZEN

MO DI MI DO FR SA SO

ÜBUNG		1	2	3	4	5
	KG					
	X					
	KG					
	X					
	KG					
	X					
	KG					
	X					
	KG					
	X					
	KG					
	X					
	KG					
	X					
	KG					
	X					
	KG					
	X					

DATUM

NOTIZEN

MO DI MI DO FR SA SO

ÜBUNG		1	2	3	4	5
	KG					
	X					
	KG					
	X					
	KG					
	X					
	KG					
	X					
	KG					
	X					
	KG					
	X					
	KG					
	X					
	KG					
	X					
	KG					
	X					

DATUM

NOTIZEN

| MO DI MI DO FR SA SO | |

ÜBUNG		1	2	3	4	5
	KG					
	X					
	KG					
	X					
	KG					
	X					
	KG					
	X					
	KG					
	X					
	KG					
	X					
	KG					
	X					
	KG					
	X					
	KG					
	X					

DATUM

NOTIZEN

MO DI MI DO FR SA SO

ÜBUNG		1	2	3	4	5
	KG					
	X					
	KG					
	X					
	KG					
	X					
	KG					
	X					
	KG					
	X					
	KG					
	X					
	KG					
	X					
	KG					
	X					
	KG					
	X					

DATUM

NOTIZEN

MO DI MI DO FR SA SO

ÜBUNG		1	2	3	4	5
	KG					
	X					
	KG					
	X					
	KG					
	X					
	KG					
	X					
	KG					
	X					
	KG					
	X					
	KG					
	X					
	KG					
	X					
	KG					
	X					

DATUM

NOTIZEN

MO DI MI DO FR SA SO

ÜBUNG		1	2	3	4	5
	KG					
	X					
	KG					
	X					
	KG					
	X					
	KG					
	X					
	KG					
	X					
	KG					
	X					
	KG					
	X					
	KG					
	X					
	KG					
	X					

DATUM

MO DI MI DO FR SA SO	

NOTIZEN

ÜBUNG		1	2	3	4	5
	KG					
	X					
	KG					
	X					
	KG					
	X					
	KG					
	X					
	KG					
	X					
	KG					
	X					
	KG					
	X					
	KG					
	X					
	KG					
	X					

DATUM

NOTIZEN

MO DI MI DO FR SA SO

ÜBUNG		1	2	3	4	5
	KG					
	X					
	KG					
	X					
	KG					
	X					
	KG					
	X					
	KG					
	X					
	KG					
	X					
	KG					
	X					
	KG					
	X					
	KG					
	X					

DATUM

NOTIZEN

MO DI MI DO FR SA SO	

ÜBUNG		1	2	3	4	5
	KG					
	X					
	KG					
	X					
	KG					
	X					
	KG					
	X					
	KG					
	X					
	KG					
	X					
	KG					
	X					
	KG					
	X					
	KG					
	X					

DATUM

MO DI MI DO FR SA SO

NOTIZEN

ÜBUNG		1	2	3	4	5
	KG					
	X					
	KG					
	X					
	KG					
	X					
	KG					
	X					
	KG					
	X					
	KG					
	X					
	KG					
	X					
	KG					
	X					
	KG					
	X					

DATUM

MO DI MI DO FR SA SO

NOTIZEN

		1	2	3	4	5
ÜBUNG						
	KG					
	X					
	KG					
	X					
	KG					
	X					
	KG					
	X					
	KG					
	X					
	KG					
	X					
	KG					
	X					
	KG					
	X					
	KG					
	X					

DATUM

NOTIZEN

MO DI MI DO FR SA SO

ÜBUNG		1	2	3	4	5
	KG					
	X					
	KG					
	X					
	KG					
	X					
	KG					
	X					
	KG					
	X					
	KG					
	X					
	KG					
	X					
	KG					
	X					
	KG					
	X					

DATUM

	MO DI MI DO FR SA SO

NOTIZEN

ÜBUNG		1	2	3	4	5
	KG					
	X					
	KG					
	X					
	KG					
	X					
	KG					
	X					
	KG					
	X					
	KG					
	X					
	KG					
	X					
	KG					
	X					
	KG					
	X					

DATUM

NOTIZEN

MO DI MI DO FR SA SO

ÜBUNG		1	2	3	4	5
	KG					
	X					
	KG					
	X					
	KG					
	X					
	KG					
	X					
	KG					
	X					
	KG					
	X					
	KG					
	X					
	KG					
	X					
	KG					
	X					

DATUM

NOTIZEN

MO DI MI DO FR SA SO

ÜBUNG		1	2	3	4	5
	KG					
	X					
	KG					
	X					
	KG					
	X					
	KG					
	X					
	KG					
	X					
	KG					
	X					
	KG					
	X					
	KG					
	X					
	KG					
	X					

DATUM

NOTIZEN

MO DI MI DO FR SA SO

ÜBUNG		1	2	3	4	5
	KG					
	X					
	KG					
	X					
	KG					
	X					
	KG					
	X					
	KG					
	X					
	KG					
	X					
	KG					
	X					
	KG					
	X					
	KG					
	X					

DATUM

MO DI MI DO FR SA SO

NOTIZEN

ÜBUNG		1	2	3	4	5
	KG					
	X					
	KG					
	X					
	KG					
	X					
	KG					
	X					
	KG					
	X					
	KG					
	X					
	KG					
	X					
	KG					
	X					
	KG					
	X					

DATUM

NOTIZEN

MO DI MI DO FR SA SO

ÜBUNG		1	2	3	4	5
	KG					
	X					
	KG					
	X					
	KG					
	X					
	KG					
	X					
	KG					
	X					
	KG					
	X					
	KG					
	X					
	KG					
	X					
	KG					
	X					

DATUM

NOTIZEN

| MO DI MI DO FR SA SO |

ÜBUNG		1	2	3	4	5
	KG					
	X					
	KG					
	X					
	KG					
	X					
	KG					
	X					
	KG					
	X					
	KG					
	X					
	KG					
	X					
	KG					
	X					
	KG					
	X					

DATUM

NOTIZEN

MO DI MI DO FR SA SO

ÜBUNG		1	2	3	4	5
	KG					
	X					
	KG					
	X					
	KG					
	X					
	KG					
	X					
	KG					
	X					
	KG					
	X					
	KG					
	X					
	KG					
	X					
	KG					
	X					

DATUM

NOTIZEN

MO DI MI DO FR SA SO

ÜBUNG		1	2	3	4	5
	KG					
	X					
	KG					
	X					
	KG					
	X					
	KG					
	X					
	KG					
	X					
	KG					
	X					
	KG					
	X					
	KG					
	X					
	KG					
	X					

DATUM

NOTIZEN

MO DI MI DO FR SA SO

ÜBUNG		1	2	3	4	5
	KG					
	X					
	KG					
	X					
	KG					
	X					
	KG					
	X					
	KG					
	X					
	KG					
	X					
	KG					
	X					
	KG					
	X					
	KG					
	X					

DATUM

NOTIZEN

MO DI MI DO FR SA SO

ÜBUNG		1	2	3	4	5
	KG					
	X					
	KG					
	X					
	KG					
	X					
	KG					
	X					
	KG					
	X					
	KG					
	X					
	KG					
	X					
	KG					
	X					
	KG					
	X					

DATUM

NOTIZEN

MO DI MI DO FR SA SO

ÜBUNG		1	2	3	4	5
	KG					
	X					
	KG					
	X					
	KG					
	X					
	KG					
	X					
	KG					
	X					
	KG					
	X					
	KG					
	X					
	KG					
	X					
	KG					
	X					

DATUM

NOTIZEN

MO DI MI DO FR SA SO					

ÜBUNG		1	2	3	4	5
	KG					
	X					
	KG					
	X					
	KG					
	X					
	KG					
	X					
	KG					
	X					
	KG					
	X					
	KG					
	X					
	KG					
	X					
	KG					
	X					

DATUM

NOTIZEN

MO DI MI DO FR SA SO

ÜBUNG		1	2	3	4	5
	KG					
	X					
	KG					
	X					
	KG					
	X					
	KG					
	X					
	KG					
	X					
	KG					
	X					
	KG					
	X					
	KG					
	X					
	KG					
	X					

DATUM

NOTIZEN

MO DI MI DO FR SA SO

ÜBUNG		1	2	3	4	5
	KG					
	X					
	KG					
	X					
	KG					
	X					
	KG					
	X					
	KG					
	X					
	KG					
	X					
	KG					
	X					
	KG					
	X					
	KG					
	X					

DATUM

MO DI MI DO FR SA SO	

NOTIZEN

ÜBUNG		1	2	3	4	5
	KG					
	X					
	KG					
	X					
	KG					
	X					
	KG					
	X					
	KG					
	X					
	KG					
	X					
	KG					
	X					
	KG					
	X					
	KG					
	X					

DATUM

NOTIZEN

MO DI MI DO FR SA SO

ÜBUNG		1	2	3	4	5
	KG					
	X					
	KG					
	X					
	KG					
	X					
	KG					
	X					
	KG					
	X					
	KG					
	X					
	KG					
	X					
	KG					
	X					
	KG					
	X					

DATUM

NOTIZEN

MO DI MI DO FR SA SO

ÜBUNG		1	2	3	4	5
	KG					
	X					
	KG					
	X					
	KG					
	X					
	KG					
	X					
	KG					
	X					
	KG					
	X					
	KG					
	X					
	KG					
	X					
	KG					
	X					

DATUM

NOTIZEN

MO DI MI DO FR SA SO

ÜBUNG		1	2	3	4	5
	KG					
	X					
	KG					
	X					
	KG					
	X					
	KG					
	X					
	KG					
	X					
	KG					
	X					
	KG					
	X					
	KG					
	X					
	KG					
	X					

DATUM

NOTIZEN

MO DI MI DO FR SA SO

ÜBUNG		1	2	3	4	5
	KG					
	X					
	KG					
	X					
	KG					
	X					
	KG					
	X					
	KG					
	X					
	KG					
	X					
	KG					
	X					
	KG					
	X					
	KG					
	X					

DATUM

NOTIZEN

| MO DI MI DO FR SA SO | |

ÜBUNG		1	2	3	4	5
	KG					
	X					
	KG					
	X					
	KG					
	X					
	KG					
	X					
	KG					
	X					
	KG					
	X					
	KG					
	X					
	KG					
	X					
	KG					
	X					

DATUM

NOTIZEN

MO DI MI DO FR SA SO

ÜBUNG		1	2	3	4	5
	KG					
	X					
	KG					
	X					
	KG					
	X					
	KG					
	X					
	KG					
	X					
	KG					
	X					
	KG					
	X					
	KG					
	X					
	KG					
	X					

DATUM

NOTIZEN

MO DI MI DO FR SA SO					

ÜBUNG		1	2	3	4	5
	KG					
	X					
	KG					
	X					
	KG					
	X					
	KG					
	X					
	KG					
	X					
	KG					
	X					
	KG					
	X					
	KG					
	X					
	KG					
	X					

DATUM

NOTIZEN

MO DI MI DO FR SA SO

ÜBUNG		1	2	3	4	5
	KG					
	X					
	KG					
	X					
	KG					
	X					
	KG					
	X					
	KG					
	X					
	KG					
	X					
	KG					
	X					
	KG					
	X					
	KG					
	X					

DATUM

NOTIZEN

MO DI MI DO FR SA SO

ÜBUNG		1	2	3	4	5
	KG					
	X					
	KG					
	X					
	KG					
	X					
	KG					
	X					
	KG					
	X					
	KG					
	X					
	KG					
	X					
	KG					
	X					
	KG					
	X					

DATUM

NOTIZEN

MO DI MI DO FR SA SO

ÜBUNG		1	2	3	4	5
	KG					
	X					
	KG					
	X					
	KG					
	X					
	KG					
	X					
	KG					
	X					
	KG					
	X					
	KG					
	X					
	KG					
	X					
	KG					
	X					

DATUM

NOTIZEN

MO DI MI DO FR SA SO

ÜBUNG		1	2	3	4	5
	KG					
	X					
	KG					
	X					
	KG					
	X					
	KG					
	X					
	KG					
	X					
	KG					
	X					
	KG					
	X					
	KG					
	X					
	KG					
	X					

DATUM

MO DI MI DO FR SA SO	

NOTIZEN

ÜBUNG		1	2	3	4	5
	KG					
	X					
	KG					
	X					
	KG					
	X					
	KG					
	X					
	KG					
	X					
	KG					
	X					
	KG					
	X					
	KG					
	X					
	KG					
	X					

DATUM

MO DI MI DO FR SA SO

NOTIZEN

ÜBUNG		1	2	3	4	5
	KG					
	X					
	KG					
	X					
	KG					
	X					
	KG					
	X					
	KG					
	X					
	KG					
	X					
	KG					
	X					
	KG					
	X					
	KG					
	X					

DATUM

NOTIZEN

MO DI MI DO FR SA SO

ÜBUNG		1	2	3	4	5
	KG					
	X					
	KG					
	X					
	KG					
	X					
	KG					
	X					
	KG					
	X					
	KG					
	X					
	KG					
	X					
	KG					
	X					
	KG					
	X					

DATUM

NOTIZEN

MO DI MI DO FR SA SO

ÜBUNG		1	2	3	4	5
	KG					
	X					
	KG					
	X					
	KG					
	X					
	KG					
	X					
	KG					
	X					
	KG					
	X					
	KG					
	X					
	KG					
	X					
	KG					
	X					

DATUM

NOTIZEN

MO DI MI DO FR SA SO

ÜBUNG		1	2	3	4	5
	KG					
	X					
	KG					
	X					
	KG					
	X					
	KG					
	X					
	KG					
	X					
	KG					
	X					
	KG					
	X					
	KG					
	X					
	KG					
	X					

DATUM

NOTIZEN

MO DI MI DO FR SA SO	

ÜBUNG		1	2	3	4	5
	KG					
	X					
	KG					
	X					
	KG					
	X					
	KG					
	X					
	KG					
	X					
	KG					
	X					
	KG					
	X					
	KG					
	X					
	KG					
	X					

DATUM

NOTIZEN

MO DI MI DO FR SA SO

ÜBUNG		1	2	3	4	5
	KG					
	X					
	KG					
	X					
	KG					
	X					
	KG					
	X					
	KG					
	X					
	KG					
	X					
	KG					
	X					
	KG					
	X					
	KG					
	X					

DATUM

MO DI MI DO FR SA SO

NOTIZEN

ÜBUNG		1	2	3	4	5
	KG					
	X					
	KG					
	X					
	KG					
	X					
	KG					
	X					
	KG					
	X					
	KG					
	X					
	KG					
	X					
	KG					
	X					
	KG					
	X					

DATUM

NOTIZEN

MO DI MI DO FR SA SO

ÜBUNG		1	2	3	4	5
	KG					
	X					
	KG					
	X					
	KG					
	X					
	KG					
	X					
	KG					
	X					
	KG					
	X					
	KG					
	X					
	KG					
	X					
	KG					
	X					

DATUM

NOTIZEN

MO DI MI DO FR SA SO

ÜBUNG		1	2	3	4	5
	KG					
	X					
	KG					
	X					
	KG					
	X					
	KG					
	X					
	KG					
	X					
	KG					
	X					
	KG					
	X					
	KG					
	X					
	KG					
	X					

DATUM

NOTIZEN

MO DI MI DO FR SA SO

ÜBUNG		1	2	3	4	5
	KG					
	X					
	KG					
	X					
	KG					
	X					
	KG					
	X					
	KG					
	X					
	KG					
	X					
	KG					
	X					
	KG					
	X					
	KG					
	X					

DATUM

NOTIZEN

MO DI MI DO FR SA SO

ÜBUNG		1	2	3	4	5
	KG					
	X					
	KG					
	X					
	KG					
	X					
	KG					
	X					
	KG					
	X					
	KG					
	X					
	KG					
	X					
	KG					
	X					
	KG					
	X					

DATUM

NOTIZEN

MO DI MI DO FR SA SO

ÜBUNG		1	2	3	4	5
	KG					
	X					
	KG					
	X					
	KG					
	X					
	KG					
	X					
	KG					
	X					
	KG					
	X					
	KG					
	X					
	KG					
	X					
	KG					
	X					

DATUM

NOTIZEN

MO DI MI DO FR SA SO

ÜBUNG		1	2	3	4	5
	KG					
	X					
	KG					
	X					
	KG					
	X					
	KG					
	X					
	KG					
	X					
	KG					
	X					
	KG					
	X					
	KG					
	X					
	KG					
	X					

DATUM

NOTIZEN

MO DI MI DO FR SA SO

ÜBUNG		1	2	3	4	5
	KG					
	X					
	KG					
	X					
	KG					
	X					
	KG					
	X					
	KG					
	X					
	KG					
	X					
	KG					
	X					
	KG					
	X					
	KG					
	X					

DATUM

NOTIZEN

MO DI MI DO FR SA SO

ÜBUNG		1	2	3	4	5
	KG					
	X					
	KG					
	X					
	KG					
	X					
	KG					
	X					
	KG					
	X					
	KG					
	X					
	KG					
	X					
	KG					
	X					
	KG					
	X					

DATUM

NOTIZEN

MO DI MI DO FR SA SO

ÜBUNG		1	2	3	4	5
	KG					
	X					
	KG					
	X					
	KG					
	X					
	KG					
	X					
	KG					
	X					
	KG					
	X					
	KG					
	X					
	KG					
	X					
	KG					
	X					

DATUM

NOTIZEN

MO DI MI DO FR SA SO

ÜBUNG		1	2	3	4	5
	KG					
	X					
	KG					
	X					
	KG					
	X					
	KG					
	X					
	KG					
	X					
	KG					
	X					
	KG					
	X					
	KG					
	X					
	KG					
	X					

DATUM

NOTIZEN

MO DI MI DO FR SA SO

ÜBUNG		1	2	3	4	5
	KG					
	X					
	KG					
	X					
	KG					
	X					
	KG					
	X					
	KG					
	X					
	KG					
	X					
	KG					
	X					
	KG					
	X					
	KG					
	X					

DATUM

NOTIZEN

MO DI MI DO FR SA SO

ÜBUNG		1	2	3	4	5
	KG					
	X					
	KG					
	X					
	KG					
	X					
	KG					
	X					
	KG					
	X					
	KG					
	X					
	KG					
	X					
	KG					
	X					
	KG					
	X					

DATUM

MO	DI	MI	DO	FR	SA	SO

NOTIZEN

ÜBUNG		1	2	3	4	5
	KG					
	X					
	KG					
	X					
	KG					
	X					
	KG					
	X					
	KG					
	X					
	KG					
	X					
	KG					
	X					
	KG					
	X					
	KG					
	X					

DATUM

NOTIZEN

MO DI MI DO FR SA SO

ÜBUNG		1	2	3	4	5
	KG					
	X					
	KG					
	X					
	KG					
	X					
	KG					
	X					
	KG					
	X					
	KG					
	X					
	KG					
	X					
	KG					
	X					
	KG					
	X					

DATUM

NOTIZEN

MO DI MI DO FR SA SO

ÜBUNG		1	2	3	4	5
	KG					
	X					
	KG					
	X					
	KG					
	X					
	KG					
	X					
	KG					
	X					
	KG					
	X					
	KG					
	X					
	KG					
	X					
	KG					
	X					

DATUM

NOTIZEN

MO DI MI DO FR SA SO

ÜBUNG		1	2	3	4	5
	KG					
	X					
	KG					
	X					
	KG					
	X					
	KG					
	X					
	KG					
	X					
	KG					
	X					
	KG					
	X					
	KG					
	X					
	KG					
	X					

IMPRESSUM